Séloua Belghith

MON AMIE LA MALADIE

Cœliaque est son nom

Merci à toutes les librairies
qui acceptent de vendre nos livres.
Se faire publier est très couteux
et surtout impossible.
Les maisons d'édition classique
ne s'intéressent pas assez aux auteurs
qui ont pourtant la passion de l'écriture.

« Merci aux libraires d'aimer leur métier
et de nous laisser un coin de leurs rayonnages. »

M LA SUITE

© 2022, Séloua Belghith
Édition : BoD – Books on Demand, info@bod.fr
Impression : BoD – Books on Demand,
In de Tarpen 42, Norderstedt (Allemagne)
Impression à la demande

Facilitateur : https://www.mlasuiteeditions.com/ Coordination
éditoriale : Hervé Meillon
Dépôt légal : Décembre 2022
Mise en page : M La Suite
Couverture : ©Hervé Meillon
Contact auteur : seluab2000@yahoo.es
ISBN : 978-2-3224-3560-9

REMERCIEMENTS SINCÈRES

À Amandine Szalai *(Diététicienne agréée par le SPF Santé Publique-Project Manager Officer, Hôpital Érasme, Bruxelles)* qui m'a encouragée à mettre par écrit mon expérience quotidienne de personne atteinte de la maladie cœliaque. Ma reconnaissance aussi pour sa préface ainsi que sa relecture.

A Sandrine Roland *(Docteur spécialiste en Gastro-entérologie générale, Coloscopie, Gastroscopie, Oncologie digestive et procto-logie, Chirec Delta et Édith Cavell à Bruxelles)* pour sa contribution dans l'explication de certains termes médicaux spécifiques à la maladie cœliaque ainsi que pour sa relecture.

À ma famille, à qui je dois ce récit, qui a fait preuve de compréhension dès l'annonce du diagnostic et qui m'a encouragée depuis le début dans mon combat contre la maladie.

À mes amis qui m'ont soutenue jusqu'à présent et qui ont joué le jeu d'être mes cobayes de mes plats sans gluten !

Séloua

PRÉAMBULE

Lorsqu'un ami m'a mis en contact avec Séloua Belghith, j'ignorais tout de cette maladie. Cœliaque quel drôle de nom ! Google m'a vite renseigné et je me suis senti bien incompétent et bien pitoyable face à ma lacune. Comment ne pas connaitre la souffrance de plus d'une personne sur trois cents habitants en Europe ?

Très rapidement, Séloua l'autrice m'a envoyé par écrit son aventure. Intrigué par ma lecture, je me suis intéressé à ce personnage enjoué et à sa vie. Dès nos premiers contacts téléphoniques, j'ai été bluffé par le courage et la spontanéité de cette quarantenaire. Elle m'a relaté sans jamais se plaindre son quotidien hargneux, mais heureux, contre cette maladie dont elle a fait une amie. Voilà près de vingt-cinq ans qu'elle est consciente de son état. Surprenant ! C'est comme si son mal lui avait sauvé la vie.

Son livre retrace avec réalisme le quotidien de ce boomerang de l'existence. La simplicité du langage sans fard m'a entraîné dans une aventure contre une bousculade d'émotions. Vivre avec mille questions pour être comme les autres ! Une bataille permanente contre l'alimentation traditionnelle qui envahit nos narines et nos palais. Il lui a fallu trouver à chaque moment des solutions pour ne rien laisser paraitre et apprendre à exister en gérant les réflexions parfois vexantes et récurrentes.

Ce livre est une aventure bienfaisante qui se lit comme un roman grâce à la positivité de l'autrice. Beaucoup vont se retrouver dans ce récit et comprendront mieux leur état ou celui d'un proche.

« *Mon amie la maladie* » désire rester un guide et non une contestation de la cuisine traditionnelle. Cette maladie cœliaque est incurable, elle se manifeste par le refus du corps de garder les aliments ingurgités. Pour vivre avec elle, il faut se nourrir d'aliments dépourvus de gluten et de lactose.

Le grand public n'était pas très au fait de la maladie cœliaque au moment où l'autrice s'est vu diagnostiquer. De nos jours, l'application d'un régime strict sans gluten et lactose reste encore méconnue, mais est plus acceptée. Tout le récit de Séloua reste d'une actualité brulante concernant les malades et leur adaptation quotidienne à cette gêne sournoise.

Attention, cependant, nous le savons tous que manger sans gluten devient une mode, une forme pour beaucoup de snobisme, contre la 'malbouffe' ou un énième régime régi par la peur afin de favoriser l'enrichissement de quelques gourous du profit… Méfions-nous des restrictions alimentaires qui n'ont rien à voir avec cette maladie !

Très complet et à la portée de tous, ce guide autobiographique est le résumé des doutes et des peurs de l'avenir qu'entraînent une telle maladie. Séloua Belghith nous démontre que pour mieux vivre, il faut faire de sa maladie une compagne en la considérant comme une amie.

Ce livre est un exemple de persévérance et de philosophie de vie.

Séloua Belghith fait maintenant partie d'une association qui informe et conscientise les autorités. Cela est son combat et son ouvrage en est la preuve.

Hervé Meillon

PRÉFACE

Le régime « sans gluten » est devenu à la mode ces dernières années. Beaucoup de personnes se sont lancé le défi de changer leur alimentation en supprimant le gluten. Cependant, un effet bénéfique de ce type d'alimentation sur la santé n'est pas prouvé par des preuves scientifiques.

En dehors de ce phénomène de mode, il y existe bien des pathologies à part entière, diagnostiquées par des médecins spécialisés en gastro-entérologie, et qui nécessitent une restriction au gluten. C'est le cas de la maladie cœliaque qui fera l'objet de cette aventure. Ce livre n'abordera pas les autres pathologies qui demandent une alimentation évitant le blé comme l'hypersensibilité au gluten non cœliaque, l'allergie au blé ou encore le syndrome du côlon irritable.

La maladie cœliaque est une maladie qui se traite actuellement en suivant une alimentation « sans gluten ». La principale difficulté de ce nouveau mode alimentaire est qu'il doit être strictement sans gluten et à vie. La maladie cœliaque concerne 0,5 à 1 % de la population mondiale[1]. En Europe, selon les estimations, la pathologie touche une personne sur trois-cents habitants.

Le principe de l'alimentation sans gluten est d'éviter le blé sous toutes ses formes. Un acronyme existe et permet de mémoriser les céréales à bannir : « SABOT » : *Seigle, Avoine, Blé (froment et épeautre), Orge et Triticale (hybride entre le blé et le seigle).* Le défi est de maintenir des repas sains, équilibrés, variés, sans ces céréales qui composent, à vrai dire, une base de notre alimentation.

Ce type d'alimentation n'est pas toujours évident à mettre en place aussi bien à l'annonce du diagnostic médical, mais également de maintenir ce mode alimentaire dans le temps.

Lors de mes consultations, en expliquant le régime alimentaire à suivre, je vois beaucoup de patients inquiets, perdus dans leurs repères. Je le comprends bien et je ne vais pas le nier, ce type d'alimentation implique des contraintes, changer ses habitudes n'est pas facile. Il faut être attentif aux étiquettes des produits *(où parfois, il faudrait une loupe),* acheter de

---

[1] Gujral, World J. Gastroenterol, 2012

nouvelles denrées alimentaires, opter pour de nouvelles céréales, élaborer de nouvelles recettes *(avec parfois des ratés)* et surtout faire le deuil de certains aliments, de certaines habitudes et de son ancienne vie.

Ce type d'alimentation est difficile à suivre au quotidien surtout quand on a une vie amoureuse ou familiale *(comment gérer les repas en couple ou en famille ?)* une vie sociale *(invitation chez des amis, restaurant,)* ou professionnelle *(que vais-je manger avec mes collègues ? Au restaurant avec des clients ?).*

De plus, dans nos loisirs cela peut avoir un impact important par exemple, à l'étranger que vais-je manger ? Vais-je trouver des produits sans gluten, surtout quand la découverte de produits locaux semble être très tentante.

Le témoignage qui va suivre vous permettra de répondre à une grande partie de ces questions en vous apportant des clés, des astuces, des conseils pratiques que vous mettrez en place dans votre quotidien et pour vos projets futurs.

Il vous permettra de surmonter les difficultés et de vous adapter à ce nouveau mode de vie.

Il vous donnera l'occasion de voir différemment les choses avec optimisme (voir le verre à moitié plein qu'à moitié vide).

Cette épreuve que vous traversez ou que vous avez traversée est l'occasion de remettre en question votre alimentation comme manger plus de fruits et de légumes de saison, en introduisant des légumineuses, en évitant les aliments ultra-transformés... C'est-à-dire d'y faire plus attention, comme le disait si bien Hippocrate *« que ton alimentation soit ta première médecine »* afin d'être en forme pour ce qui vous tient à cœur, comme par exemple s'occuper de votre famille, partager des moments avec vos amis, réaliser des projets dans votre travail, dans vos loisirs, dans le sport...

Cette épreuve vous donnera l'opportunité d'élaborer et de cuisiner de nouvelles recettes, de découvrir de nouvelles saveurs comme certaines céréales permises : le quinoa, le sarrasin, le maïs, le riz, le millet, le sorgho... qui ont aussi des vertus nutritionnelles intéressantes. C'est l'occasion aussi de goûter de nouveaux aliments, car aujourd'hui une grande diversité de produits est disponible dans les rayons diététiques de votre supermarché, mais également dans des magasins spécialisés en diététique ou sur internet.

Comme toute maladie chronique, il y a des moments où le moral baisse, où l'envie d'abandonner est forte. Dans ces moments-là, il est important de repenser au bénéfice de suivre cette alimentation sur votre quotidien : meilleur confort digestif, moins de douleurs, maintien d'un poids de forme et une meilleure assimilation des minéraux, des vitamines et des oligo-éléments qui vous donnent un meilleur teint, plus de vitalité, plus d'énergie, un meilleur moral…).

Repensez à votre vie saine et à tout ce qu'elle vous apporte dans votre quotidien pour réaliser vos projets. Repensez à l'expression *« un esprit sain dans un corps sain »*. Pensez également aux associations de patients qui existent et qui peuvent vous soutenir dans cette épreuve et ne pas hésiter à contacter votre médecin ou votre diététicien spécialisé qui peuvent aussi vous aider.

Ce livre vous permettra de sortir de votre zone de confort progressivement. Il vous accompagnera vers un nouveau monde qui s'offrira à vous en vous faisant découvrir des capacités encore peut-être inconnues dont vous ne soupçonniez pas l'existence afin d'améliorer votre santé.

Bon voyage et bonne lecture.

Amandine Szalai, diététicienne spécialisée en gastro-entérologie et en chirurgie bariatrique

INTRODUCTION

Se nourrir, s'hydrater et respirer sont des actes naturels et surtout des besoins vitaux pour tout être vivant. Dès notre plus jeune âge, on nous apprend à bien mastiquer tout aliment qui décolle de la bouche pour atterrir dans le côlon. Or, lorsque ces aliments broyés commencent leur voyage dans un tube, que l'on nomme tube digestif, il arrive que des turbulences surviennent et s'accompagnent de douleurs, de ballonnements et d'inconfort général.

Mais comment expliquer ces turbulences qui n'étaient pas annoncées au départ ? On peut avancer toutes sortes d'hypothèses. Mais cela ne reste que des hypothèses. On pourrait penser, par exemple, à la qualité des aliments, à une intoxication alimentaire, ou même à un excès de nourriture, n'est-ce pas ? Mais que dire de ces turbulences qui deviennent récurrentes et beaucoup plus intenses à chaque traversée d'aliment dans le tube digestif ? Qui n'a jamais eu de ballonnements et douleurs abdominales intenses après un repas, aussi petit soit-il ?

Moi, irritable ? Il s'agit de moi ou de mon côlon ? Ces questions sont longtemps restées sans réponse durant toutes ces années durant lesquelles mon corps me signalait qu'il y avait un problème. La priorité était de le cerner afin d'éviter une catastrophe. Et oui la catastrophe aurait pu se produire ! Mais heureusement, le commandant de bord a pu maîtriser la situation et équilibrer l'appareil pour assurer la survie de tous !

À travers ce voyage, je vais vous raconter la manière dont j'ai vécu ces turbulences. Celles-ci m'ont malmenée pour s'imposer dans ma vie alors que j'étais encore étudiante. Pas le choix, j'ai été entraînée dans leur sillage, et ce, dans le but de me faire rencontrer la maladie cœliaque. De nature souriante, débordante d'énergie, pleine de joie de vivre et assoiffée de liberté, j'ai dû me plier aux exigences de la maladie cœliaque avec ses contraintes et ses conséquences. Elle a pris le contrôle sur ma vie et moi, à ce moment-là, j'ai compris ce qu'est la vie !

MON INCOMPRÉHENSION

Gênes et restrictions alimentaires

Ces turbulences, je les ai vécues lorsque j'étais en 6e secondaire. J'avais dix-sept ans. En effet, à cette époque-là, j'ai commencé à ne plus supporter les odeurs de cuisson. J'évitais de rester dans la cuisine quand ma mère préparait à manger. Lorsque nous devions nous mettre à table, je faisais tout pour ne pas m'attarder, car voir les plats me donnait des nausées et me faisait tourner la tête. Mes proches, parents, frères et sœurs ne comprenaient pas mon comportement ! J'évitais également les fêtes de famille, car je ne voulais pas me retrouver devant des plats et avoir des nausées et me sentir mal ! Pour ma famille, ces fêtes étaient une partie de plaisir, mais pour moi, c'était plutôt un vrai cauchemar. Cependant, mon alimentation était normale. À titre d'exemple, pour mon déjeuner, je mangeais des cornflakes nature avec du lait, pour l'école, j'emportais des biscuits 'Prince' de Lu et quelques fruits comme une banane, une pomme et des raisins secs. Pour les repas du soir, je mangeais des légumes et des pommes de terre à la vapeur ou des pâtes blanches accompagnées de poisson ou de blanc de poulet. Ce type d'alimentation me suffisait et m'arrangeait, car il était simple. Je ne pouvais plus supporter l'odeur des plats cuisinés au four ou à base de tomates, d'huile, de viande et d'épices diverses. Plus le temps passait, plus j'évitais de rester dans la cuisine pendant la cuisson d'un quelconque plat ! Cette gêne m'a accompagnée jusqu'à mon entrée au niveau supérieur universitaire. Mon comportement vis-à-vis de la nourriture n'a pas changé ! Je continuais à m'alimenter de la même manière et à éviter la cuisine le plus possible.

Cependant, qui dit Haute École, dit nouveau monde, nouvel horaire, nouvelle organisation et nouveaux camarades de classe. Mes horaires étaient assez différents de ceux du secondaire. Il y avait des jours de la semaine où je commençais à huit heures du matin pour terminer à vingt heures. Dans ces journées, j'avais des heures creuses que j'utilisais à bon escient, c'est-à-dire que j'allais à la bibliothèque pour faire les synthèses de mes cours du matin ou simplement pour faire des recherches ! Toutes ces activités me prenaient beaucoup d'énergie et pour pouvoir tenir, j'emportais avec moi des raisins secs, une pomme et des biscuits 'Evergreen' que je trouvais au Delhaize à l'époque et ma bouteille d'eau de 1,5 litre. Même si j'étais consciente que mon alimentation n'était pas vraiment équilibrée, je la supportais, car cela me permettait de ne pas devoir subir l'odeur des aliments cuits au réfectoire de l'école. Le soir quand je rentrais je ne m'éternisais pas à table. Par contre, je me nourrissais de quatre tartines au fromage Gouda ou Emmental et d'un yaourt aux fruits. Les plats cuisinés m'étaient insupportables. C'est plutôt l'odeur qui me dérangeait. Même avec cette alimentation simple, mais déséquilibrée, mon ventre ressemblait à celui d'une femme enceinte de trois mois. Il suffisait que je mange une pomme et après dix minutes, mon ventre se mettait à ballonner. L'énergie que je dépensais dans mes études ainsi que dans mes activités sportives (course à pied et kickboxing) m'a fait perdre du poids, mais il restait toujours dans la limite de la normale.

Émotionnellement, heureusement, je n'étais pas vraiment impactée. Cela est peut-être dû au fait que je pratiquais différents sports et que donc, mes hormones du bonheur étaient toujours au rendez-vous. Mais il m'arrivait des moments où j'étais plus irritable que d'autres ! Je me suis alimentée de cette manière jusqu'en 2004. Année durant laquelle je préparais mon mémoire de fin d'études qui avait pour thème « *Les troubles du comportement alimentaire* [2] ». Je devais traduire une partie de ce livre. On était en mars 2004. Comme tous les matins, je me préparais pour partir en cours et je me souviens que je ne me suis même pas regardée dans le miroir. Arrivée dans l'auditoire, tout le monde posait son regard sur moi sans rien me dire. À la pause, je me suis rendue aux toilettes et là, effrayée par ce visage gonflé, je me suis empressée d'aller à la pharmacie la plus proche. Voyant l'état de mon visage, le pharmacien m'a donné un comprimé de Zirtec (médicament antiallergique) que je devais prendre sur la journée. Sans attendre, j'ai immédiatement avalé ce comprimé et au fil des heures, le gonflement de mon visage s'est estompé.

Durant cette période, mon appétit se réduisait progressivement. Je ne m'inquiétais pas, car je pensais que c'était normal vu que l'été approchait à grands pas. Malgré cette perte d'appétit, je me forçais pour manger. Ma

---

[2] Abraham Suzanne, *Eating Disorders : The Facts,* Australia, Oxford University Press, 2008 - 255 pages

digestion s'accompagnait immédiatement de maux de ventre ainsi que de ballonnements. Par conséquent, pour éviter ces désagréments après chaque repas, je me suis mise à encore réduire mes portions. Cependant, cette stratégie n'a pas duré longtemps. Chaque jour, j'avais de plus en plus mal au ventre jusqu'au jour où mes parents m'ont emmenée chez un médecin qui m'a recommandé de manger plus de fibres et d'éviter le stress. Selon lui, je souffrais soit de stress soit d'hypocondrie. Hypo… quoi ? Déjà que je ne comprenais pas ce qui m'arrivait, mais en plus de cela, j'étais noyée dans ce terme barbare qui veut simplement dire s'imaginer des maladies. Au moment où le médecin m'a donné la définition de l'hypocondrie, j'ai immédiatement plongé dans les entrailles des abysses… Mais pourquoi m'imaginer des maladies ? Je n'en voyais ni le but ni la raison ! Mais comme le mental est lié au physique, je me suis dit que le médecin avait peut-être raison ! Et que tout était dans ma tête ! Mais ce n'était qu'une supposition du médecin. Il m'a expliqué que des personnes craignent la maladie et qu'au moindre symptôme ou à la moindre douleur, elles sont persuadées d'être atteintes d'une affection grave, voire mortelle. C'est un phénomène très courant chez les personnes anxieuses. En mon for intérieur, je savais que je ne souffrais ni de stress ni d'hypocondrie, car je ressentais que mon corps essayait de me dire quelque chose depuis cinq ans, mais je n'arrivais pas à mettre des mots sur mes maux.

Ayant pris note de ses conseils, je me suis mise à manger plus de fibres. Or, le résultat était toujours le même et pire encore. J'avais l'impression qu'on avait placé un tube pour insuffler de l'air dans mon estomac comme celui que les médecins utilisent pour procéder à l'examen coloscopique. Mon estomac était toujours aussi ballonné et j'en étais tellement gênée que je m'habillais de pulls larges. Quand je sortais des cours, je devais toujours le cacher avec un classeur. Oui, un classeur, juste pour dissimuler cet estomac gonflé. On avait l'impression que je cachais un petit ballon ou que j'étais enceinte de trois mois. Quelle bêtise ! J'ai agi de la sorte jusqu'à la fin des examens de juin 2004. Une fois les examens terminés, je me suis dit que mon ventre allait peut-être dégonfler vu que je ne serais plus sous pression ! Je le comparais toujours à un petit ballon !

Ballonnements et Perte de poids

Été 2004, me voilà enfin en vacances. Mon agenda était déjà chargé. J'avais un job d'étudiant pour le mois de juillet et j'avais réservé le mois d'août pour souffler un peu et continuer à travailler sur mon mémoire. J'étais contente de pouvoir gérer ces deux activités. Mais qu'en est-il de mon corps ? Était-il aussi content ? En fait, cela faisait plus de cinq ans que mon ventre ballonnait immédiatement après chaque repas et que je m'étais habituée aux douleurs. Néanmoins, j'étais consciente que ce n'était pas normal. Je continuais à manger peu, sainement, mais ni varié ni équilibré et cela se remarquait sur mon physique. J'ai maigri de toutes les parties de mon corps, y compris mon visage à l'exception de mon ventre qui restait toujours ballonné.

Je ne savais plus comment m'habiller. Les membres de ma famille, de nouveau inquiets, ont même pensé que je souffrais d'anorexie. Ils m'ont obligée à aller voir un médecin. Je refusais, car d'une part, je pensais que c'était normal vu mes journées chargées pendant mes vacances et d'autre part, le médecin précédent m'avait dit que c'était dû au stress. Vu mes douleurs abdominales et les ballonnements, j'ai encore réduit ma nourriture. À ce moment-là, je ne me nourrissais que de choses simples, par exemple pour le petit-déjeuner, je mangeais quatre galettes de riz sur lesquelles je mettais de la confiture d'abricot, vers dix heures une banane, à midi, quatre tartines au fromage Emmental, l'après-midi une pomme et quelques biscuits beurre ou des biscuits au chocolat et pour le soir, un yaourt aux fruits. Je pouvais tenir des journées avec ce type de régime drastique, car il me convenait de nouveau. De surcroît, je continuais à pratiquer la course à pied le matin avant d'aller à mon job d'étudiant. J'avoue que j'avais de l'énergie pour m'entraîner et travailler.

À la fin des vacances, mon poids est descendu à 38 kilos alors que mon poids normal se situe entre 54 et 57 kilos pour 1m55. Je ne m'inquiétais pas pour autant, car d'une part, c'était l'été, et en été, on a tendance à perdre du poids ! C'était mon cas. D'autre part, je pensais que tant que j'avais de l'énergie, c'était un signe de bonne santé. Je me suis dit que j'allais reprendre le poids que j'avais perdu pendant ces congés ! Voilà que les vacances d'été touchaient à leur fin et je commençais à ressentir une fatigue.

Septembre 2004, reprise des cours universitaires. J'appréhendais cette rentrée. Pourquoi ? Pour la simple et bonne raison que depuis plus de cinq ans, je n'arrivais plus à m'alimenter correctement. Qui dit reprise des cours, dit étude, présentations, travail, stage, mémoire... Aurais-je l'énergie nécessaire pour gérer toutes mes activités ? Je me posais mille et une questions.

Tous mes camarades de classe partageaient leurs souvenirs de vacances et on les voyait pleins d'entrain, ayant une bonne mine et plein d'énergie et certains avaient même pris du poids durant l'été. Pour ma part, j'en avais perdu beaucoup, mais j'affichais une mine bronzée, car d'origine méditerranéenne, ma peau prend vite au soleil, surtout lorsque je fais de la course à pied. Et aussi grâce à mon job d'étudiante, j'étais monitrice de sport, j'étais tout le temps dehors avec mon groupe d'enfants. Pendant trois semaines, on avait joué au football le matin et créé la carte du monde en format géant l'après-midi sous un beau soleil ! À part cela, je n'avais rien d'autre à partager. Par contre, ma petite voix intérieure me laissait comprendre son désarroi.

Était-ce peut-être dans ma tête ? Était-ce l'influence de mon mémoire qui me jouait des tours ? Qui sait ? Au fil des semaines, la charge de travail ne cessait de s'alourdir. Je ressentais un vide et une fatigue générale commençait à s'installer. C'était normal puisque je m'alimentais peu et je m'épuisais beaucoup. Je continuais à pratiquer la course à pied et je jouais même quelques fois au football dans le quartier ou dans un parc avec mon frère et ses amis. J'ai toujours été adepte de cette philosophie *« Animus sanus in corpore sano »* (esprit sain dans un corps sain). Je me souviens bien de cette citation, car c'est la première expression que j'ai apprise dans mes cours de latin en secondaire.

Le temps passe et les membres de ma famille, y compris ma professeure principale, m'ont fait remarquer ma perte de poids visible. Malgré tout, mon sourire était toujours au beau fixe. J'écoutais leurs conseils, mais je n'y prêtais pas beaucoup attention, car le médecin que j'avais vu précédemment m'avait dit que je souffrais soit de stress soit d'hypocondrie. Alors j'ai mis cela provisoirement sur le compte du stress et je me suis dit que le médecin avait raison. Et oui, tout ce qui nous touche négativement est forcément dû au stress. La société nous l'enseigne tellement bien. Les maladies somato-psychiques ou psychosomatiques défrayent la chronique au quotidien, à nous de choisir. Donc, j'ai fait l'analogie et comme je souffrais de stress peut-être dû aux études, alors, par ricochet, je souffrais de maux psycho- ou somato-psychiques. Ces maux qui se traduisaient chez moi par une perte de poids significative, des ballonnements et des douleurs au ventre immédiatement après chaque repas.

Tantôt irritable, tantôt joyeuse ! Je ne savais plus où donner de la tête ! Ces maux ont malmené mon humeur et ont entraîné une fatigue générale. J'étais persuadée que mon corps me parlait, mais je ne comprenais pas son langage. Pour moi, il fallait apprendre à décrypter le langage du corps. Or, jusqu'à présent, aucun cours n'est dispensé à ce sujet. Peut-être un jour ! Qui sait ?

Ayant traduit une partie du livre « *Troubles du comportement alimentaire* » pour mon mémoire de fin d'études, je me suis dit que j'en souffrais peut-être. Car à force de lire, relire, traduire, faire des recherches, cela pouvait m'impacter inconsciemment ! En fait, mon comportement alimentaire reflétait les faits décrits dans le livre pour ce qui est de l'anorexie sportive, à savoir s'alimenter très peu tout en continuant à pratiquer une activité physique régulière !

Un jour de décembre de l'année 2004, je me suis dit qu'il fallait que je me prenne en charge de ma propre initiative avant de voir mon état de santé se dégrader. J'ai appelé l'hôpital César de Paepe, à Bruxelles, où l'on m'a tout de suite donné un rendez-vous. Ce jour-là, je ne me suis pas rendue pas au cours, mais bien au service de gastro-entérologie. Je m'en souviens comme si c'était hier, c'était un vendredi de décembre, gris, pluvieux et nuageux. J'ai passé la porte de la consultation. La docteur Sandrine Roland[3] m'a reçue et on a commencé à discuter. Durant ce premier rendez-vous, aucun examen en profondeur ne pouvait se faire, mais elle a pris note de mes symptômes (perte d'appétit, nausées, ballonnement abdominal immédiate-ment après un repas suivi de douleurs au

---

[3] Docteur spécialiste en gastro-entérologie générale, oncologie digestive et proctologie. En service actuellement à la Polyclinique d'Édith Cavell et à l'hôpital Delta.

ventre, fatigue). À la suite de ce premier rendez-vous, la gastroentérologue m'a proposé un examen plus approfondi, à savoir, une prise de sang et une gastroscopie, examen où l'on fait rentrer un tube par la bouche afin d'explorer une partie du tube digestif, l'œsophage, l'estomac et le duodénum. La prise de sang devait se faire avant l'examen de gastroscopie.

Une semaine plus tard, je me suis rendue à l'examen de gastroscopie. On m'a préparée. Un petit endormissement de quelques minutes m'a permis d'oublier toutes ces machines qui se présentaient devant moi. Juste avant de tomber dans les bras de Morphée, je me suis dit que j'avais beaucoup de chance, car l'infirmière et le médecin spécialiste étaient aux petits soins avec moi. L'examen a débuté. Le tuyau est passé par la gorge puis l'œsophage et a atterri au duodénum pour faire un repérage et le médecin a effectué quelques prélèvements. À mon réveil, la gastroentérologue m'a fixé un nouveau rendez-vous pour discuter des résultats sanguins et de la biopsie, c'est-à-dire le prélèvement d'un fragment de tissu sur un être vivant en vue d'un examen microscopique. Mon ventre ressemblait de plus en plus à celui d'une femme enceinte de quatre mois, et ce, avec des douleurs insupportables.

À ce moment-là, je ne savais pas si c'était mon sixième sens ou mon intuition, mais j'ai de nouveau changé mon alimentation avant d'avoir de découvrir les résultats de la gastroentérologue. En effet, pour le petit-déjeuner, je continuais à manger des galettes de riz avec de la confiture d'abricot, à dix heures, une banane et un yaourt au soja vanille, à midi, une poêlée de légumes, courgettes, carottes, tomates, aubergines et blanc de poulet grillé et pour le repas du soir, je reprenais de la poêlée de légumes de midi accompagnés de galettes de riz.

Hasard ou pas, instinctivement j'ai choisi de ne me nourrir que d'aliments dépourvus de gluten. Graduellement, de jour en jour, les douleurs et ballonnements abdominaux ont commencé à s'estomper. Peut-être que mon corps avait déjà compris, mais que dans ma tête, c'était encore l'anarchie.

Le jour de la consultation, ma maman m'a accompagnée. Elle m'a toujours soutenue à tous les niveaux. La gastroentérologue nous a reçues dans son cabinet, nous avons pris place et elle nous a donné les résultats de la prise de sang et de la biopsie qui étaient catastrophiques. Elle nous a annoncé que je souffrais d'une maladie auto-immune et incurable, la « maladie cœliaque » — *« entéropathie au gluten ou hypersensibilité permanente au gluten). Ce n'est pas ni une allergie, ni une intolérance au sens propre de ces termes, mais une* **maladie auto-immune** *permanente déclenchée par un facteur environnemental (le gluten) chez un individu prédisposé génétiquement ».*

Dans mon cas, je présentais des carences en fer, ferritine, vitamines du groupe B et vitamine D à cause de la malabsorption des nutriments causée par la perte de toutes les villosités au niveau du duodénum. Il est clair que d'autres dosages ont été effectués par l'équipe médicale pour confirmer la maladie. Je ne rentrerai pas dans les détails étant donné que cela n'est pas de ma compétence.

LA RÉVÉLATION

Compréhension

Face à cette fâcheuse nouvelle, j'ai regardé ma maman et me suis dit en mon for intérieur : mais comment cela se fait-il ? Immédiatement J'ai demandé quel serait le traitement à suivre. Dans ma tête, je m'imaginais avaler toute une boîte de médicaments au quotidien, être fatiguée au moindre mouvement, manquer d'énergie, et devoir délaisser mes activités. La maladie cœliaque était non seulement un diagnostic confirmé par la gastroentérologue et également un nouveau terme entré dans mon vocabulaire avec lequel j'ai dû immédiatement me familiariser pour faciliter la cohabitation. Une maladie auto-immune qui doit être prise en charge le plus rapidement possible, car j'avais déjà perdu toutes mes villosités au niveau du duodénum. Et lorsque nous perdons toutes ces villosités, nous souffrons de malabsorption des nutriments et d'une inflammation de l'intestin grêle.

En un mot, tout ce que je mangeais, je n'en retenais rien, mes cellules n'étaient plus nourries et par conséquent, mon corps s'affaiblissait graduellement. C'était comme si je ne m'alimentais plus ou plutôt pour rien !

La gastroentérologue m'a ordonné de suivre un régime sans gluten strict à vie. C'était le seul traitement qui existait à l'époque et encore actuellement. J'étais attentive à toutes ses instructions et au fil de notre discussion, je me suis débarrassée d'un fardeau que je portais depuis des années et j'ai poussé, à ce moment-là, un soupir de soulagement. Je lui ai fait un sourire. Le tableau s'est éclairci. En fait, j'ai compris les raisons pour lesquelles j'avais des douleurs au ventre et ballonnements après chaque repas ainsi que de la perte d'appétit et cette irritabilité irrégulière.

Soulagement

Pour moi, suivre un régime n'était pas un problème ! En repensant à mon alimentation de ces dernières années, ce n'était pas un fardeau ! J'ai même répondu à la gastroentérologue avec un large sourire et la joie de savoir enfin ce dont je souffrais. J'étais prête à suivre ce régime.

Mais en fait, c'est quoi le gluten d'abord ? Il s'agit d'un ensemble de protéines de réserve contenues dans certaines céréales : blé (froment, épeautre), seigle (triticale), orge. Tout ce qui est fait à base de ces céréales nous est désormais interdit. Je tiens à souligner qu'en l'espace de quelques semaines, de nouveaux termes médicaux sont entrés dans mon vocabulaire quotidien. Encore faut-il les comprendre !

La gastroentérologue m'a alors clairement expliqué le rôle du gluten dans l'organisme chez les personnes atteintes de la maladie cœliaque ainsi que les conséquences désastreuses si le régime sans gluten n'était pas suivi de manière stricte à vie. En effet, l'inflammation de la muqueuse du duodénum entraîne une destruction des villosités, et par conséquent, une malabsorption de certains nutriments, en particulier le fer. Pour cela, il m'a fallu prendre des comprimés de fer (Ferrograd 500) pendant trois mois pour refaire mes réserves en ferritine. De plus, j'ai dû faire une cure de vitamine D pendant trois mois également.

En parallèle, elle m'a recommandé de consulter une diététicienne spécialisée dans la maladie cœliaque qui pourrait m'aider à comprendre les listes des ingrédients et surtout à établir un bilan nutritionnel journalier équilibré pour éviter toute carence. Par ailleurs, le médecin a insisté sur le fait que si je suivais correctement mon régime, les symptômes disparaîtraient et je pourrais mener une vie normale tout en restant cœliaque, car c'est une maladie qui touche le système immunitaire. À l'ingestion du gluten, mon corps produit des anticorps et donc, mène un combat contre lui-même.

« La maladie cœliaque se traduit classique-ment par un tableau de malabsorption lié à une atrophie villositaire totale ou subtotale de l'intestin grêle, régressive sous régime sans gluten. L'intestin grêle est long de trois à six mètres, avec ses plis et ses innombrables villosités, sortes de rugosités qui couvrent certaines surfaces ressemblant à des poils, chargées de travailler à la désintégration des aliments. Le traitement repose sur l'exclusion

alimentaire à vie de trois céréales de l'alimentation (blé, seigle, orge) ». [4]

Cependant, précisa la gastroentérologue, si le régime n'est pas respecté avec toutes les exigences imposées, les conséquences seront néfastes pour ma santé. Cela signifie que d'autres pathologies peuvent se manifester suite à la malabsorption de nutriments due à la disparition des villosités :

Le diabète de type 1 et la thyroïdite ne sont pas dus à la cœliaquie ou au gluten, mais sont également des maladies auto-immunes et donc fréquemment associées. Le diabète se manifeste lorsque le corps n'est plus en mesure de produire de l'insuline parce que les cellules du pancréas responsables de cette fonction ont été détruites par le système immunitaire. La thyroïdite de Hashimoto est une maladie thyroïdienne bénigne d'évolution chronique, entraînant souvent une hypothyroïdie (c'est-à-dire une insuffisance de la sécrétion hormonale thyroïdienne).

---

[4] La maladie cœliaque de l'adulte : aspects nouveaux, sur www.sciencedirect.com/science/article/abs/pii/S02488663 03003503, page consultée le 01/07/2020

L'hépatite auto-immune est une maladie inflammatoire du foie caractérisée par la présence d'autoanticorps sériques.

La dermatite herpétiforme est également liée à la maladie cœliaque : les anticorps contre le gluten (igA anti transglutaminases) provoquent des lésions inflammatoires au niveau cutané.

L'ostéoporose est liée à un déficit en Calcium, en raison d'une malabsorption du calcium au niveau intestinal. *« L'ostéoporose est une affection du squelette, caractérisée par une diminution de la densité minérale osseuse et par une altération de la microarchitecture de l'os, troubles de la fertilité, ainsi que d'autres affections et dans le cas extrême, tumeurs intestinales »*[5].

Selon le Professeur Christophe Cellier, gastroentérologue au CHEGP (Paris), *« en l'absence de régime sans gluten strict à vie, des lymphomes*[6] *ou autres cancers, tels que les*

---

[5] DR Schaer Institute « *Pathologies associées avec la maladie cœliaque* » sur,
www.drschaer.com/fr/institute/a/pathologies-associees-maladie-coeliaque, consultée le 20/12/2019

[6] Lymphome : est un cancer qui se développe au départ de certains globules blancs. Le terme "lymphome" provient des lymphocytes (variété de globules blancs) qui sont

adénocarcinomes[7] *de l'intestin grêle peuvent se développer*[8] ».

Face à ce tableau assez morose, j'ai compris que je devais faire revenir mes villosités le plus rapidement possible. Nous prenions congé de la gastroentérologue. En passant la porte, je me suis dit qu'un grand changement allait s'opérer dans ma vie.

Quelques jours plus tard, je rencontrais pour la première fois Amandine Szalai, diététicienne au service gastro-entérologie de l'hôpital Érasme de Bruxelles, qui m'expliqua les tenants et aboutissants de la maladie cœliaque. J'ai tout de suite compris que discipline, persévérance, constance et organisation seraient les clés pour réussir ce régime à vie. Je n'avais surtout pas

---

impliqués dans les défenses de notre organisme contre la maladie et les infections. Ils circulent dans un réseau appelé le système lymphatique, sur www.cancer.be/le-cancer/types-de-cancers/le-lymphome, consultée le 17/12/2019

[7] Adénocarcinomes : Type de cancer qui se développe à partir des cellules d'une glande (sein, thyroïde, prostate, etc.), de son revêtement (ovaire) ou d'une muqueuse (estomac, côlon…), sur www.e-cancer.fr/Dictionnaire/A/adenocarcinome, consultée le 17/12/2019

[8] AFDIAG, « Quelles sont les conséquences d'une mauvaise observance du régime sans gluten pour les cœliaques ? sur afdiag.fr/faq/, consultée le 21/12/2019

droit à l'erreur. Et j'avais surtout besoin d'une loupe pour déchiffrer les ingrédients.

En sortant de la consultation, une nouvelle page de ma vie commençait ou plutôt une page du passé se tournait. On était en décembre 2004, était-ce une coïncidence pour terminer l'année et en commencer une nouvelle ? Nul ne le sait. Toujours est-il que ce changement obligé m'intriguait, car je marchais vers l'inconnu ! Par ailleurs, fin décembre est synonyme de blocus pour chaque étudiant. Ce qui signifie, investir son temps dans les cours et syllabi pour pouvoir passer les examens de janvier. Pour ma part, je n'investissais pas seulement dans mes études, mais également dans la compréhension de la maladie cœliaque, car, au fond de moi-même, planaient des doutes et des peurs.

Doutes et peurs

À l'annonce de cette maladie, j'ai compris que des mutations allaient s'opérer dans ma vie. J'étais prête à amorcer ces changements avec toute la bonne volonté du monde. Cependant, des doutes commençaient à s'installer en moi !

En fait, étant donné qu'à l'époque la maladie cœliaque n'était pas vraiment connue du grand public, je n'avais pas beaucoup de repères ni de lieu pour m'informer par mes propres moyens ! Je me heurtais déjà à cet obstacle.

Plus les jours passaient, plus mon esprit se perdait dans le brouillard le plus total. Peut-être que la météo de saison reflétait ma météo intérieure ! Qui sait ? En fait, je m'imaginais toute une série de situations hypothétiques par rapport à mon avenir.

— Et si par mégarde, j'ingérais du gluten, que se passerait-il ?

— Mon corps développerait-il toutes les maladies liées à la maladie cœliaque décrites par ma gastroentérologue ?

— Vivrais-je une vie normale ?

— Continuerais-je mes activités sportives ?

— Vais-je pouvoir continuer à voyager et découvrir le monde ?

— Et une fois au travail, cela aurait-il un impact sur mon quotidien ?

— Fonderais-je une famille ?

— Mènerais-je une jour une vie normale tout simplement ?

En un mot, je me mettais beaucoup de pression au vu de ces questions auxquelles je n'avais pas de réponse immédiate.

Durant ces vacances d'hiver au cours desquelles j'étais supposée me préparer pour les examens, je devais non seulement être vigilante à mon régime sans gluten, mais également gérer toutes ces questions mêlant doutes et peurs. Donc, mon esprit était bien occupé et également préoccupé ! Oui, la peur était également présente, car on m'avait bien expliqué que si le régime strict à vie n'était pas suivi comme recommandé par l'équipe de médecins, je risquais de développer, dans des cas extrêmes, un cancer intestinal !

D'une part, ces questions me taraudaient, mais d'autre part, je ne pouvais m'imaginer rester les bras croisés et m'attrister sur mon sort. Rester passive et observatrice de ma vie ne fait pas partie de ma personnalité. De plus, cette attitude de victime ne changerait pas la donne. Malgré tous ces doutes et peurs, j'entrevoyais une lueur d'espoir ! En mon for intérieur, je me disais que c'était un mal pour un bien. Je ne pouvais pas me sentir plus mal que je ne l'étais ces dernières années ! Et oui, je savais que changer mon état d'esprit passerait par des moments amers et que les fruits de mes efforts seraient sucrés à l'arrivée. Encore fallait-il y arriver ! Par la même occasion, adopter ce comportement face à ces moments difficiles m'a permis d'avancer dans ma vie.

Une fois la maladie annoncée et confirmée, j'ai continué à m'alimenter comme je le faisais juste avant d'avoir les résultats médicaux, mais avec de petites variations. En pratique, le matin je mangeais des galettes de riz à la confiture d'abricot ou à la cerise. Comme collation du matin, je buvais un berlingot à base de soja goût vanille et une banane. À midi, une poêlée de légumes composée de courgettes, tomates, aubergines, carottes et poivrons accompagnés de blanc de poulet ou de poisson. La collation de l'après-midi se composait de galettes de riz et d'un dessert au soja goût vanille. Pour le soir, je reprenais une poêlée de légumes du midi ou alors une soupe de légumes faite maison. J'avais déjà commencé à éliminer le gluten avant de recevoir les conseils de mes médecins. Les conseils de ma diététicienne ont bien confirmé mon choix alimentaire juste avant la confirmation du diagnostic. Cependant, je faisais avec les moyens du bord.

Déjà fin décembre, je commençais à me sentir mieux. Les journées, les semaines ainsi que les mois passaient et je me sentais beaucoup mieux même avec la rareté des produits sans gluten.

Après trois mois, en mars 2005, j'ai revu mes médecins respectifs et chaque rendez-vous se terminait par des compliments de leur part sur mon début du régime ainsi que sur mon assiduité et mon bilan de santé. Je n'avais plus de carences. Mes prises de sang affichaient des valeurs normales sur les dosages effectués pour le fer, la ferritine, les vitamines du groupe B, vitamine D, protéines, anticorps liés à la maladie cœliaque.

Là, j'avais compris que j'étais sur la bonne voie et que je devais simplement persévérer pour rester en bonne santé ! Et oui, tout effort finit toujours par payer, n'est-ce pas ? Depuis notre enfance, on nous apprend que la vie ne sera pas un long fleuve tranquille, mais une montagne à gravir. Il y aura des hauts et des bas pour nous guider vers la meilleure version de nous-mêmes à condition de déployer les efforts nécessaires inhérents à l'épreuve. Celles qui nous frappent de plein fouet ont pour vocation de nous ouvrir les yeux sur nous-mêmes à condition d'en comprendre le sens. Je dirais même que les épreuves nous révèlent et nous font découvrir nos propres ressources insoupçonnées !

Pour moi, cette épreuve m'a fait comprendre que mon être est un tout et que je devais en prendre soin à tous les niveaux. Peut-être que je n'en prenais pas assez soin ! Or, pour pouvoir utiliser toutes les potentialités et capacités de mon corps, je devais le soigner à sa juste valeur.

J'ai compris que prendre soin de mon corps ne passerait pas seulement pas ce régime strict, mais également par les soins de mon mental et de mon psychique. Le régime sans gluten strict à vie était la nourriture pour mon corps et la patience, persévérance, discipline, organisation et motivation nourrissaient mon psychique et mon mental. La prise de conscience de cette double prise en charge est liée à ma philosophie de vie que j'aborde en début de cet essai : « *Animus sanus in corpore sano* » *(esprit sain dans un corps sain)*. Selon moi, pour mettre en pratique cette philosophie de vie, il faut avoir un équilibre de vie. Cet équilibre, je le compare toujours à mes prises de sang. En effet, assoiffée de connaissances de nature, je demande systématiquement à mes médecins respectifs de m'expliquer mes résultats de prise de sang. Et ce, depuis mon plus jeune âge lorsque j'ai commencé à faire des prises de sang. Je m'explique par cette analogie. Les résultats d'une prise de sang sont normaux si les valeurs dosées se retrouvent entre les valeurs de référence, ni trop peu ni en excès. Cela montre que notre corps est en bonne santé et en équilibre. J'en ai déduit qu'il en va de même pour mon corps et mon esprit. Si je les nourris comme il se doit, ni trop peu et ni en excès, alors mon corps et mon esprit seront en bonne santé ; donc, je serai en équilibre ! CQFD ? N'est-ce pas ? Ayant découvert cette mathématique, je me sentais prête à cette nouvelle vie et à me lancer dans l'inconnu.

MON ADAPTATION

Deuil de mon ancienne vie

Dans ce chapitre que j'intitule 'Adaptation', je décris la manière dont le diagnostic de la maladie m'a fait prendre conscience de la gravité ainsi que de la nécessité de me prendre en charge au risque de mettre ma santé et ma vie en péril.

Je savais que la tâche ne serait pas si simple. En fait, mon rôle à ce moment-là était d'apprendre à déchiffrer la liste des ingrédients des produits sans gluten, de suivre un régime particulièrement strict à vie et de cuisiner dans un environnement adéquat. À ce moment-là, en 2005, les agriculteurs n'étaient pas dans l'obligation d'indiquer les allergènes sur les produits industrialisés. Par conséquent, je voyais de loin que ce serait un vrai parcours du combattant. Ajouté à cela qu'à l'époque, le gluten n'était pas vraiment connu du grand public et les magasins, même spécialisés en diététique, n'étaient pas vraiment achalandés de produits de base appropriés. Je ne trouvais que des galettes de riz sans gluten. Donc, en un mot, j'étais perdue, mais également déçue au vu de ces observations. Néanmoins, malgré cela, se nourrissait un espoir en moi, celui de découvrir un monde et d'adopter un nouveau mode de vie. Cela m'a permis de faire des recherches plus approfondies sur le gluten, sa signification, son rôle dans le corps, sa source ainsi que ses effets néfastes pour les personnes prédisposées. Par la même occasion, je me suis affiliée à la Société belge de cœliaquie[9], organisme indépendant composé de médecins, gastroentérologues, diététiciens et bénévoles dont le but est d'informer les patients, mais également le public sur la maladie cœliaque et de conscientiser les autorités. Une fois affiliée, je reçus leur newsletter tous les trois mois. Celle-ci contient les dernières recherches scientifiques en matière de maladie cœliaque, des témoignages de patients, des idées de recettes. Ayant reçu les informations relatives à cette maladie de leur part, je me suis lancé comme défi de la comprendre et de trouver des produits sans gluten.

---

[9] Société belge de Coeliaquie, devenue Vivre Sans gluten, voir : vivresansgluten.be

Et comme une épreuve ne vient pas seule, lorsqu'on diagnostique la maladie cœliaque, il faut dans un premier temps éliminer le lactose de son alimentation. *« Il arrive qu'une intolérance au lactose vienne s'y associer parce que les cellules intestinales détruites dans la maladie cœliaque sont très proches de celles contenant des lactases, enzymes indispensables à la dégradation du lactose du lait. Mais dans ce cas, le régime sans gluten suffit puisque dès que la muqueuse intestinale redevient normale, les lactases réapparaissent également »*[10].

Finalement, quand je voyais ce que je pouvais manger en tant que cœliaque, c'était assez rudimentaire, mais nutritif. Donc, pas vraiment le choix, je me nourrissais de légumes frais de saison, de fruits frais de saison, de galettes de riz, de produits à base de soja comme le yaourt dessert à la vanille, le lait de soja nature et les yaourts soja aux fruits, de viandes blanches comme le blanc de poulet, du veau et du poisson : daurade, saumon, maquereau, colin. Ayant déjà cela sous la main ou plutôt sous la dent, mon nouveau défi était d'apprendre à

---

[10] Szapiro-Manoukian, Nathalie, « Dans quel cas doit-on éviter de manger du gluten ? » sur Le Figaro.fr, consulté le 20/12/2019

m'organiser. Jusque-là, mon adaptation se faisait sans souci à cette nouvelle vie et à ce régime alimentaire simple.

Régime alimentaire simple, oui, mais aussi efficace. J'en veux pour preuve qu'à ce moment-là, mon corps me remerciait, car je n'avais plus de maux de ventre, mon teint était de plus en plus rayonnant. J'ai repris du poids pour atteindre mon poids normal de 56 kilos après trois mois de régime sans gluten et je n'avais plus de ballonnements ni de douleurs. Et tout ceci a eu un impact positif sur mon être physique et mental, j'ai même retrouvé ma bonne humeur d'antan. Je me suis senti revivre.

Pour m'adapter, j'ai dû m'organiser à différents niveaux. D'abord, pour les courses, je me rendais dans les magasins diététiques à Bruxelles conseillés par la Société Belge de Cœliaquie (Bio-Planet, Dame Nature, Paracelsus). Ensuite, à la maison, il a fallu apporter quelques changements. En cuisine, j'ai réservé une étagère dans le garde-manger pour mes produits sans gluten que ni mes frères et sœurs ne devaient toucher ! Et oui, ma famille a bien compris l'importance de mon régime et surtout que je devais éviter toute contamination croisée ! Pour cela, j'ai même acheté une autre casserole pour mon propre usage. Je me suis habituée à renettoyer le plan de travail avec une serviette imbibée d'eau et de liquide vaisselle pour m'assurer qu'aucune miette de pain ou autre ne traîne. Je continue à réserver un endroit dans le frigo pour mes plats couverts dans un contenant en verre. J'en ai acheté plusieurs au Colruyt. Personne d'autre ne les utilise. Je ne partage ni mes couverts, ni mes verres, ni mes bouteilles d'eau. En effet, je ne laisse personne goûter à mes plats avec la cuillère qu'il ou elle a utilisée. Si un membre de ma famille veut goûter mon plat, alors une cuillère ou fourchette propre et rincée doit être utilisée ! De toutes les façons, je tiens toujours tout à l'œil ! On s'est arrangé pour que j'utilise la cuisinière en premier lieu et une fois mes plats cuisinés, je la nettoie. De cette manière, elle est propre et disponible pour les membres de ma famille qui veulent l'utilise. Je dois m'assurer que rien ne traîne sur la table. De plus, j'utilise toujours un dessous de plats sur lequel je dépose mon assiette sur la table même si cette dernière est propre ! Une miette de pain peut toujours traîner surtout lorsqu'un membre de famille a mangé une tartine au choco. Pour les plats cuisinés, je prends toujours soin de bien laver les légumes avant de les cuisiner.

Même si ma famille mange avec du gluten, il suffit de bien laver les couverts, ustensiles et autres avec du liquide vaisselle et le gluten est éliminé. De toutes les façons, je rince toujours à l'eau les couverts et ustensiles avant chaque usage même s'ils sont propres. Je prends soin de laver tous les aliments avant de les cuisiner ou de les consommer. J'applique les règles d'hygiène conventionnelle pour les aliments, mais également pour le corps. Je veux dire que je coupe mes ongles très courts pour avoir les ongles propres et je ne mets pas de vernis. Mes mains sont également mon outil de travail, car je les utilise pour écraser les tomates, mélanger le couscous ou pétrir la farine. Je lave mes mains toujours avant de couper les légumes ou simplement avant de cuisiner.

Acceptation

C'est à ce moment-là que j'ai eu cette révélation. Comme je m'alimentais de produits simples, je me suis rendu compte qu'en fait, mon corps n'avait pas besoin de beaucoup pour fonctionner, mais simplement de l'essentiel. J'entends, par essentiel, les produits de base comme les féculents, légumes, fruits, protéines animales et végétales ainsi que les bonnes matières grasses. J'ai évolué dans mon alimentation, je me nourrissais de galettes de riz, de légumineuses, pomme de terre, de riz, de fruits et légumes, viandes fraîches et non transformées et produits laitiers à base de soja. Étant donné que j'ai immédiatement accepté ma réalité, cette révélation m'a aidée dans la suite des évènements.

Nouvelle organisation à l'étranger

Juin 2005, mes études terminées et Master en poche, je traçais déjà mes perspectives d'avenir. D'abord, j'ai dû effectuer des stages à l'étranger. Pour moi, c'était super excitant, mais également angoissant. D'une part, j'étais contente de pouvoir mettre en pratique mes connaissances et de pouvoir rencontrer des gens du monde entier. D'autre part, j'angoissais à l'idée de voyager et de travailler avec une nouvelle organisation alimentaire et ce, à gérer au quotidien ! C'était mon premier voyage à l'étranger. Peu à peu, mon angoisse s'est transformée en curiosité. En effet, je me suis permis de contacter l'endroit de notre logement pour savoir si je pouvais trouver des produits sans gluten. Ma curiosité s'est transformée en bonheur, car j'allais loger dans une abbaye où les plats du jour étaient cuisinés à partir de légumes cueillis dans le jardin. Lors des préparatifs, je me suis demandé comment procéder. Comme je devais partir pour plus de trois semaines, j'ai donc rempli une partie de ma valise de galettes de riz et de produits à base de soja — lait et yaourts — et une autre partie de vêtements et quelques produits d'hygiène et le tour était joué. Mon voyage s'est effectué en train, j'avais emporté deux grandes valises et un sac à dos. Mon stage à l'étranger s'est très bien passé. Compréhensif et conscient de ma pathologie, le responsable de l'abbaye m'a autorisée à utiliser la cuisine de l'abbaye à certaines heures. Je pouvais même utiliser les légumes frais comme les pommes de terre, les tomates, poireaux et champignons pour cuisiner mes propres plats sans gluten. Qui plus est, je pouvais même préparer mes propres jus à la canneberge. Quel délice ! Pour moi, ce fut ma première expérience sans gluten à l'étranger. Ce fut une expérience formidable, car j'ai pu rencontrer des personnes compréhensives et sensibles à la maladie et d'autre part, j'ai effectué un stage excellent qui a eu des retombées positives !

Un mois plus tard, je partais en vacances dans ma famille pour goûter enfin au repos. Ici, pour ce qui est des préparatifs, j'ai procédé de la même manière qu'à mon stage. Comme je restais un mois, j'ai rempli une partie de ma valise avec vingt paquets de galettes de riz et vingt produits à base de soja — yaourts et berlingots — et l'autre partie de vêtements ! Lorsque j'ai appris que je n'avais droit qu'à vingt-trois kilos pour mon bagage en soute, mon choix avait été vite fait et je les avais très rapidement atteints ! Encore une chance que le bagage en cabine existe !

Une fois sur place, j'ai pu me débrouiller avec tout ce que j'avais emporté avec moi, mais aussi parce que je me rendais au marché local avec ma famille et que nous nous approvisionnons en fruits et légumes frais de saison, sans oublier le poisson et la viande. En un mot, je mangeais comme à la maison. L'avantage était que je vivais comme la population locale, oubliant les Hôtels All-in ou demi-pension.

La maladie cœliaque m'a poussée à cuisiner même en vacances alors que quelques années auparavant je l'évitais, car je ne supportais plus les odeurs de cuisson ! Quel paradoxe ! La maladie m'a fait revenir aux fourneaux, mais avec une tout autre approche ! Celle de m'intéresser à la cuisine sans gluten et sans lactose ! Celle de découvrir de nouvelles expériences culinaires et surtout d'apprécier les odeurs de cuisson. Je préparais tout. J'étais contente, car je découvrais beaucoup de fruits et de légumes que je n'aurais peut-être jamais pu goûter si j'avais logé à l'hôtel. C'était un signe très positif à mes yeux, car non seulement, j'arrivais à m'organiser, mais également à profiter de mes vacances...

Encore une fois, cela m'avait permis d'aller plus loin dans mes recherches, de découvrir et de déguster des produits locaux naturellement sans gluten comme les pastèques jaunes, grenades, figues et figues de barbarie, caroubes. Grâce également à ce nouveau mode de vie, j'ai rencontré des personnes cœliaques sur place et échangé des connaissances et expériences. Stupéfaite et soulagée en même temps, j'ai appris que la maladie cœliaque est très répandue dans le bassin méditerranéen et qu'elle est très connue du grand public de cette région ; elle y est entrée dans le vocabulaire quotidien ! C'était un grand moment de soulagement pour moi, car je savais dès lors que je pouvais visiter ma famille en méditerranée en toute quiétude. Cependant, cela ne m'empêche pas de continuer à remplir mes valises de produits sans gluten pour le « juste au cas où ».

De retour en Belgique, mon nouveau défi était de trouver un travail, car fraîchement diplômée je cherchais à mettre mes connaissances en pratique. Très vite, j'ai reçu quelques courtes missions à l'étranger que j'ai pu gérer avec facilité. J'ai pris l'habitude d'emporter les produits de base dans ma valise comme les galettes de riz, berlingots de soja au goût vanille, petits pots de confiture, et sur place j'achetais de la salade, des tomates, des carottes et du thon au naturel et je me concoctais de petites salades dans ma chambre d'hôtel. Pour moi, cela ne me dérangeait pas, car il s'agissait de très courtes missions. Je me nourrissais de l'essentiel.

Quelques mois plus tard, sur recommandation d'un chargé des affaires extérieures canadiennes, je m'envolais pour le Canada. C'était une autre histoire et une première fois. Ayant déjà ma toute petite expérience du voyage et de la vie sans gluten à l'étranger, je me suis, alors, rendue avec un ami d'abord à Québec puis à Montréal. Ma valise était organisée comme d'habitude ! Cela va sans dire que j'avais fait des recherches sur le « sans gluten » au Canada et j'avais découvert également que je pouvais trouver facilement des produits appropriés sur place. Arrivés après un long voyage en avion, nous embarquions en train vers notre destination : Québec. Le lendemain, nous avons rencontré la personne chargée des relations extérieures qui nous a présenté sa collègue qui était... cœliaque. Quelle coïncidence !!! J'étais très heureuse de pouvoir rencontrer une personne qui était comme « moi ». Sans attendre, elle me précisa toutes les adresses des magasins qui me seraient utiles. Je tiens à préciser que le « sans gluten » était très répandu au Canada. La population est très bien informée et sensibilisée à ce sujet et même les grandes surfaces vendent ces aliments. Pour moi, c'était la cerise sur le gâteau, car je savais que je ne manquerais pas de produits durant ce voyage. Pour le logement, l'auberge de jeunesse offrait une petite cuisine dans chaque chambre. Cette expérience supplémentaire du « vivre sans gluten » hors Europe m'a donné encore plus de motivation et d'espoir. Ainsi, nous rentrions en Belgique non seulement contents et émerveillés du voyage, mais également avec quelques céréales petit-déjeuner « sans gluten ».

Nouvelle organisation dans mon quotidien

Au fil du temps, j'ai acquis de l'expérience, j'ai appris à mieux gérer mon quotidien et à mieux m'organiser. Au final, je me suis dit qu'être cœliaque n'est pas vraiment handicapant. Il suffit de manger différemment et d'adopter une organisation sans faille au quotidien.

Après quelque temps, j'ai décroché un emploi. Et là, mon expérience acquise jusqu'à présent m'a permis de m'organiser au mieux pour le travail. Cette nouvelle fonction m'a aussi obligée à me rendre quelquefois à l'étranger !

Dans toute entreprise, il est assez courant que des collègues ramènent des friandises au bureau. Au début, mes collègues n'osaient pas me demander les raisons pour lesquelles je les refusais poliment. Étant débutante, je ne voulais pas commencer à raconter mes problèmes d'intolérance alimentaire, car mon travail consistait justement à trouver des solutions aux problèmes ! Cela a duré un an sans que personne ne sache, jusqu'au jour où un team building a été organisé. Le team building est ce genre d'activité ludique ou culturelle que l'employeur organise pour améliorer l'entente entre les employés et surtout leur permettre de mieux se connaitre et de laisser entrevoir les employés compétitifs à travers diverses activités. Comme si c'était écrit, lors d'une activité, il a fallu que chaque employé goûte différents snacks avec les yeux bandés et en donne le nom le plus rapidement possible. Lorsque mon tour est arrivé, pas de chance, je n'ai pas bandé mes yeux et je leur ai dit que je ne pouvais pas goûter pour des raisons médicales. On m'a regardée avec de grands yeux et toute l'équipe était stupéfaite. On m'a rétorqué que tous les snacks proposés étaient bons pour la santé et que chaque membre de l'équipe en a avalé un ! Rigolant, je leur ai répondu que justement ce biscuit m'était interdit et n'était pas bon pour ma santé à cause du gluten. Je pense que les membres n'avaient pas vraiment saisi à ce moment-là et je pensais que ce n'était pas le moment de leur faire un cours sur le gluten, car il fallait faire gagner l'équipe. J'ai passé mon tour et tout s'est bien déroulé malgré certaines questions que certains se posaient. J'ai attendu le lendemain pour expliquer à mes chefs que j'étais intolérante au gluten, ce qui entraîne un régime strict à vie et un suivi médical rigoureux, à savoir, deux prises de sang par an, une gastroscopie annuelle et une colonoscopie tous les cinq ans. C'était encore plus confus pour eux, car ils ne comprenaient pas ce que signifiait le gluten. Évidemment, à l'époque, le gluten n'était pas vraiment connu du public ! – *Pour rappel le gluten est un terme générique pour désigner des protéines que l'on retrouve dans certaines céréales !* — Cependant, mes chefs m'ont respectée et ont compris les raisons pour lesquelles je refusais poliment certains déjeuners professionnels. Il m'arrivait tout de même de les accompagner en m'assurant de toujours emporter mon plat fait maison et de contacter à chaque fois le restaurant à l'avance afin d'expliquer mon comportement.

Entre-temps, mes examens médicaux se poursuivaient et les résultats étaient probants tant au niveau des analyses de sang qu'au niveau des biopsies duodénales. De nouveau, je recevais les encouragements de mes médecins respectifs ainsi que de ma famille et cela me motivait encore davantage, me donnant encore plus de confiance en moi. Surtout je savais maintenant que j'étais sur la bonne voie ! Cette adaptation a donné lieu non seulement à des changements dans mes habitudes alimentaires, mais également à une nouvelle vie.

Mon quotidien était rythmé par une organisation sans faille. C'était déjà le cas avant le diagnostic, mais depuis lors, cela s'était renforcé. Je m'y suis habituée et, au fur et à mesure, cela est devenu une routine pour moi. Par exemple, à l'heure actuelle, pour le petit-déjeuner, je prends un bol de céréales nature ou autre avec du lait de soja dans lequel j'ajoute une cuillère de miel, je me fais une orange pressée et un peu de café. Pour ma collation du matin, je prends une poignée de fruits secs (bananes séchées ou mangues séchées ou ananas séchés) accompagnés d'un petit morceau de gâteau fait maison et un yaourt au fruit à base de soja. Pour le déjeuner, j'emporte un contenant dans lequel se trouve mon plat fait maison, incluant toujours des féculents, des légumes et une viande ou poisson. Pour les portions, je mets 100 grammes de féculents, 400 grammes de légumes mélangés et 100 grammes de viande ou poisson. Pour la collation de l'après-midi, je prends un kiwi ou une pomme. Après ma séance de sport, je prends un yaourt au soja nature dans lequel je mets une poignée d'oléagineux et un fruit. Pour le soir, un plat fait maison composé de féculents, légumes et viandes ou poisson. Il m'arrive de préparer un plat végétarien composé de légumineuses avec du riz ou couscous à base de semoule de farine de maïs de la marque Markal. Il existe également une variété de couscous à base de semoule de farine de lentilles et de pois chiche de la même marque. Je cuisine tous les jours en assez grande quantité pour emporter mon déjeuner pour le lendemain. Il m'arrive de cuisiner également pour deux jours lorsque je sais que je terminerai plus tard ou que je serai prise par un rendez-vous privé ! Dans ma voiture, j'ai toujours un sachet avec quelques fruits comme une pomme, une banane, quelques dattes et quelques fruits séchés au cas où j'aurais une petite faim durant la journée. À chacune de mes consultations, je cherche à en savoir un peu plus sur l'alimentation et sur le corps humain. Mes médecins respectifs, voyant cela d'un bon œil, me donnent les réponses à mes questions. De plus, cette nouvelle organisation m'a également encouragée à établir sur papier mon régime sans gluten quotidien que je partage à chaque consultation avec ma diététicienne Amandine Szalai[11]. Voici un extrait de ma journée actuelle sans gluten :

Ma journée sans gluten	
Moment de la journée	**Contenu**
Petit-déjeuner	Bol de céréales Lait de soja Orange pressée Un peu de café
8 h	Un petit morceau gâteau fait maison Quelques mangues séchées Quelques bananes séchées ou dattes
10 h	Un fruit frais Un yaourt
Midi 12 h	Portion normale : légumes, féculent, viande
14 h	Un fruit frais
17 h	Yaourt au soja Fruit ou quelques noix
Soir 19h	Portion normale : légumes, féculent, viande ou salade Ou Soupe aux légumes et protéine animale grillée (viande ou poisson)

---

[11] Amandine Szalai, Diététicienne agrée par le SPF Santé Érasme.

Découverte

Le fait d'élaborer ce document a suscité en moi non seulement un intérêt grandissant pour l'alimentation sans gluten, mais également pour l'alimentation en général.

Sur le plan pratique, je mets par écrit tout ce que je mange sur une journée. Je le fais dans le but de m'assurer de couvrir mes apports nutritionnels au quotidien et de pouvoir échanger ces données avec ma diététicienne pour une meilleure prise en charge. Au fil des années, ce document a beaucoup évolué, car j'ai découvert d'autres produits sans gluten dans les magasins diététiques. Toujours dans cette optique de recherche, j'ai parcouru de nombreux articles relatifs à l'alimentation et le message récurrent est toujours le même : manger sainement, varié, le moins industrialisé possible, à savoir, fait maison et peu ou pas transformé ! C'est à ce moment-là que je me suis dit que même si je devais manger sans gluten, les règles d'une alimentation saine et de base resteront d'application.

Curieuse de nature, je me rendais et me rends encore régulièrement dans les magasins diététiques où l'on vend des produits sans gluten — Bio-Planet, BioBasic, Dame Nature, Paracelsus et certains rayons du Colruyt et du Cora. Il est vrai qu'au fil des années, les rayons des magasins se sont bien approvisionnés. On y trouve les produits de base, à savoir, des farines, du pain, des pâtes, des céréales pour le petit-déjeuner, mais également toutes sortes de biscuits sucrés et salés. En voyant ces biscuits sucrés sans gluten, j'étais émerveillée, car je me disais que je pouvais malgré tout me permettre une petite douceur. Pour moi, c'était pratique de les emporter à mon travail. Néanmoins, je me suis rendu compte qu'ils contiennent beaucoup de sucre et de matière grasse. Pour ne pas m'en priver, je me suis inspirée des biscuits et gâteaux que j'ai découverts lors de mes différents voyages à l'étranger et j'ai décidé de les préparer à la maison avec mes farines appropriées en ajoutant une touche d'exotisme et de créativité !

Le temps passe. Mes examens médicaux se poursuivaient. Recevant les encouragements de mes médecins et de ma famille, je vivais mon expérience du « sans gluten » de manière beaucoup plus sereine. Je voyais avec plus de facilité dans mon organisation quotidienne. Cependant, la discipline, la persévérance ainsi que l'organisation restaient et restent les clés de la réussite. De plus, avec le temps, j'ai découvert de nouveaux produits sans gluten comme le couscous à base de maïs et de riz, le couscous à base de lentilles et pois chiches, les feuilles de riz, les pâtes aux lentilles, les tagliatelles à base de farine de maïs et de riz complet.

Par ailleurs, comme je pratique une activité sportive régulière, il m'arrive également de faire des barres énergétiques avec des dattes et des oléagineux que je laisse au frigo. Un vrai régal après une longue sortie de sport ou le matin comme collation en hiver ! En été, comme je perds beaucoup de sels minéraux pendant le sport, je m'hydrate avec de l'eau et une boisson Aquarius. Par sécurité, j'ai écrit à cette entreprise et les boissons Aquarius sont sans gluten. Je mange toujours une banane après mes entraînements !

Lorsque je fais mes courses au magasin, je prends toujours soin de lire les ingrédients des produits sans gluten comme par exemple, les pâtes, céréales, farines, épices, fruits secs, yaourts. Cela est devenu une habitude. Toute cette nouvelle organisation est un moment de pur bonheur pour moi. Cela se reflète non seulement dans mes plats, mais également dans ma manière de penser.

Changer mon alimentation a changé mon état d'esprit ! En fait, en parcourant divers articles de presse portant sur l'alimentation et la santé, je me suis fait la réflexion suivante : malgré un régime strict à suivre jusqu'à mon dernier souffle, le corps humain, composé de corps et d'esprit, doit être nourri à ces deux niveaux en permanence pour rester en équilibre. Cela m'a poussée à faire davantage de recherches sur l'alimentation du corps humain ainsi que sur l'alimentation de l'esprit. Entretemps, j'ai découvert la Sophrologie caycédienne que je pratique quotidiennement depuis 2012. Il s'agit d'une science créée et développée à Madrid en 1960 par le Professeur Alfonso Caycedo, né en 1932 à Bogota en Colombie. Neurologue et psychiatre, il est le fondateur de la sophrologie — méthode de relaxation — et de la Sophrologie caycédienne qui a pour but d'étudier la conscience positive[12].

---

[12] Académie de Sophrologie Caycédienne de Bruxelles-Namur et du Luxembourg. "La Sophrologie et son historicité" sur www.sophrologie.be/la-sophrologie-et-son-historicite/, consultée le 20/12/2019

En parallèle à mon alimentation sans gluten qui nourrissait mon corps, j'estimais qu'en plus de ma propre discipline et ma persévérance, la sophrologie offrait un excellent complément pour nourrir mon esprit et ma conscience. Cela vient confirmer ma philosophie de vie que j'avais depuis toute petite :

« Animus sanus in corpore sano » - un esprit sain dans un corps sain.

Face à ces deux dimensions, j'ai compris qu'il fallait les maintenir en équilibre pour rester en bonne santé en permanence. Pour ce faire, j'ai investi mon temps libre à la lecture de magazines scientifiques portant sur la santé pour mieux comprendre le corps humain et son fonctionnement. Cette étape de ma vie m'a également poussée à comprendre que le corps humain n'a pas besoin de se nourrir jusqu'à satiété. En fait, il faut le nourrir avec les bons aliments et au bon moment. N'oublions pas que notre corps est composé de muscles, le cœur en est un par excellence, et donc, que son rôle premier est de se mouvoir, bouger. Pour que le corps bouge, il lui faut de l'énergie pour qu'il puisse l'utiliser au moment voulu. Cette énergie est puisée dans la nourriture que l'on consomme à condition qu'elle soit de qualité et nutritive.

Ainsi, les hommes préhistoriques qui devaient chasser, cueillir, et donc bouger pour pouvoir se nourrir et survivre, trouvaient leur énergie dans les produits que la nature leur procurait. Je ne crois pas qu'ils se nourrissaient de produits transformés. Bouger, nous le faisons tous, mais pas à la même échelle que celle de l'homme préhistorique ! Les temps ont changé et l'homme ainsi que la société ont évolué. Cependant, cette évolution s'est accompagnée d'habitudes qui ont façonné le comportement de l'être humain. Dans la société actuelle, nous ne devons plus aller chasser ni aller cueillir pour nous nourrir. Par contre, nous allons aux marchés ou aux supermarchés pour nous approvisionner. Quelquefois, il suffit même d'un ordinateur et de quelques clics, et voilà que nos provisions nous attendent à notre porte. Nous n'avons que l'embarras du choix ! Cela est bien un signe de l'évolution qui marque notre quotidien. Cependant, au sein même de cette évolution, la société actuelle nous pousse à disposer de toujours plus pour nous assurer l'opulence sous toutes ses formes, gage de sécurité ! Cette abondance à outrance ou surconsommation a modifié le comportement de l'être humain. Ce style de vie a donné naissance à la sédentarité et au confort. À en croire l'étude « *La sédentarité, une menace silencieuse pour notre santé* », « *Être sédentaire, c'est être assis au moins sept heures par jour en moyenne. Or, pour compenser les seuls effets délétères de la sédentarité, il faut avoir au moins une heure trente à deux heures d'activité physique par jour.* »[13]

Ce style de vie moderne engendre un phénomène assez inquiétant. En fait, l'être humain, poussé par la surabondance et le confort, se perd dans les méandres de ses priorités et ne voit plus d'intérêt à se mouvoir. Par ailleurs, la surconsommation « *crée des besoins illimités et peut générer, chez certains, de l'addiction ou un état d'insatisfaction permanent, à l'image du tonneau des Danaïdes qu'il faut sans cesse remplir* »[14]. Avoir toujours plus, toujours plus grand, s'accrocher à des

---

[13] www.sante.lefigaro.fr/article/la-sedentarite-une-menace-silencieuse-pour-notre-sante/? La sédentarité, une menace silencieuse pour notre santé, consultée le 17/12/2019

[14] www.letemps.ch/societe/lhyperconsommation-cree-linsatisfaction-permanente, L'hyperconsommation crée l'insatisfaction permanente, consultée le 17/12/2019

besoins illusoires ne fait qu'accroître cette insatisfaction. Pourquoi avoir toujours plus alors que l'être humain pourrait se contenter de l'essentiel ?

Mais que signifie « essentiel » ? L'origine de ce mot provient du latin : « *essere* » qui signifie « *être* ». Selon la définition du dictionnaire Larousse « essentiel » signifie tout ce qui a trait à « *ce qui est indispensable* »[15]. Par extension, il s'agit d'aller vers ce qui nous est indispensable, nécessaire et non futile. En un mot, privilégier « l'être » par rapport à « l'avoir ». Cela ne reste bien sûr que mon opinion. Pour ma part, aller à l'essentiel signifie se contenter du principal, de ce qui est indispensable et nécessaire pour pouvoir fonctionner. Une fois atteint ce niveau, la satisfaction ainsi que la richesse seront assurées ! C'est bien le philosophe chinois Lao Tseu qui a dit « *Savoir ce que l'on a : c'est être riche* »[16].

Être content de ce que l'on dispose est un signe de réussite et de richesse, car on arrive à se détacher du surplus non nécessaire et de se concentrer sur l'essentiel ! Ce concept est

---

[15] Définition donnée par Larousse.
[16] www.citation-celebre.leparisien.fr/citation/

également valable pour notre alimentation. Plus haut, j'ai abordé le thème de l'homme préhistorique qui a dû se contenter des ressources disponibles pour s'adapter à son environnement hostile et pour survivre. Il mangeait ce qu'il chassait et cueillait. Selon le Professeur Bernard Jacotot (Hôpital Henri-Mondor, Créteil, Val-de-Marne en France), le régime paléolithique mérite largement sa réhabilitation actuelle. *« Les apports en graisses y sont faibles, ce qui est compatible avec la prévention des maladies coronariennes et de l'obésité. Fruits, légumes, noix apportent des fibres, qui contribuent aussi à l'équilibre lipidique. Les farineux sont limités, ce qui est une bonne chose, car leurs glucides complexes ont des index glycémiques trop élevés. »*[17]. Il est vrai que les temps ont changé, qu'il faut évoluer, mais les règles d'une alimentation saine restent les mêmes et traversent les siècles. N'est-ce pas Hippocrate[18] qui a dit : *« Que ton alimentation*

---

[17] La Nutrition Bon à manger, bon à savoir. "Ce que mangeaient nos ancêtres…" sur www.lanutrition.fr/bien-dans-son-assiette/les-regimes-sante/le-regime-prehistorique/ce-que-mangeaient-nos-ancetres, consultée le 20/12/2019

[18] Hippocrate, grand philosophe grec de l'Antiquité, est connu pour être le père fondateur de la médecine occidentale,

soit ta médecine »[19] ? Nos ancêtres l'avaient très bien compris et pourtant, ils n'avaient pas à leur disposition toute la facilité et l'accès à la nourriture que nous connaissons aujourd'hui ! Ils se contentaient de ce qu'ils avaient. De plus, il ne faut pas aller chercher très loin. À l'heure actuelle, il existe encore des tribus qui vivent à l'écart de toute civilisation et qui vivent en harmonie avec la nature.[20] Les membres de ces tribus ne connaissent pas les exigences dictées par notre société pour vivre en bonne santé et heureux et pourtant ils le sont. Alors quelle est l'explication à cela ? Je ne vais pas entrer dans les détails. Néanmoins, cette parenthèse avec le monde préhistorique m'amène à faire le lien avec la maladie cœliaque. Cette réflexion sur les aliments simples et non transformés m'a ouvert les yeux sur la maladie cœliaque. En fait, cette maladie existe depuis la naissance de l'agriculture au Moyen-Orient il y a dix mille ans. D'abord nommée kœliakos par un médecin grec du Ier siècle de notre ère. Puis étudiée de façon détaillée en 1888 par Samuel Gee, pédiatre

---

[19] www.citations antiques.com/auteur/hippocrate, consulté le 20/12/2019.
[20] www.leparisien.fr/societe/ces-tribus-qui-vivent-coupees-du-monde-30-03-2019-8040954.php, consultée le 20/12/2109

londonien. Ce n'est qu'après la Seconde Guerre mondiale qu'un médecin hollandais, Willem Karel Dicke, fait le lien entre le blé et la maladie cœliaque[21].

Ma réflexion est la suivante : la maladie cœliaque m'oblige donc à éviter le gluten à tout prix, à m'alimenter de manière adaptée, à cuisiner au quotidien avec des aliments non transformés, à m'organiser, à me discipliner, à persévérer et à développer ma créativité. En résumé, je vois cela comme fournir des efforts pour me nourrir un peu à l'instar des hommes préhistoriques. Je ne dis pas qu'en tant que cœliaque, je mange comme les hommes préhistoriques, mais le principe reste le même : je dois bouger, déployer des efforts pour me nourrir de manière saine, vivre normalement et rester en bonne santé ! La restauration rapide m'est interdite ! Cœliaque, je dois éviter toute une panoplie d'aliments transformés (aliments en conserve, produits surgelés, sauce du commerce, plats préparés…). Je cuisine avec des aliments simples, frais et je prépare de bons

---

[21] Ma Vie Sans Gluten-Bien-être et Plaisir en toute liberté. " Histoire médicale de la maladie cœliaque", sur www.maviesansgluten.bio/article/histoire-medicale-de-la-maladie-coeliaque, consultée le 20/12/2019

plats. Et en échange, je gagne en santé, énergie et en bien-être avec en cadeau, une hygiène de vie remarquable ! N'est-ce pas merveilleux !?

Devenue ma nouvelle amie depuis 2004, la maladie cœliaque m'accompagne au quotidien. Avec le recul, je me suis rendu compte qu'elle comportait des bienfaits cachés. Ces bienfaits, je les ai découverts à travers ma discipline, ma persévérance et mon organisation. Lorsque je vois actuellement mon alimentation, je peux confirmer que je mange sainement, varié, local, frais et surtout fait maison. Mes analyses sanguines en témoignent. Je vis normalement avec toutes mes activités journalières (méditation, travail de bureau, activités sportives d'endurance, famille, animal domestique). Avec le temps, je me suis habituée à ce rythme, à cette organisation et mes priorités ont changé. De plus, cette épreuve m'a fait grandir et dévoiler des capacités qui étaient enfouies en moi. Et oui, *« Tout ce qui ne me tue pas me rend plus fort »*[22] disait Nietzsche !

---

[22] www.dicocitations.lemonde.fr/citations/

BIENFAITS CACHÉS DE

LA MALADIE CŒLIAQUE

Respect de soi

En plus de cuisiner moi-même, de découvrir des alternatives aux produits traditionnels, de développer ma créativité culinaire et surtout de manger du « fait maison », j'ai découvert d'autres bienfaits qu'il me semble utile de décrire. La maladie cœliaque m'a poussée à prendre davantage soin de moi-même et à éviter et refuser toute situation qui viendrait compromettre mon état. Le fait d'avoir une alimentation adaptée me guide vers des choix de vie qui correspondent à ma personne tout en respectant celle d'autrui.

Le respect de soi-même s'invite également durant les vacances. La maladie cœliaque ne m'a pas empêchée de découvrir le monde et même des horizons assez lointains. Cependant, ma stratégie est toujours la même, je remplis une partie de ma valise des produits de base indispensables et l'autre partie de vêtements et produits d'hygiène. Sur le plan pratique, si je pars pour quinze jours par exemple, je prévois un paquet de céréales petit-déjeuner par jour, un berlingot de lait de soja par jour, un paquet de pâtes ou riz par jour, un paquet de farine. J'emporte également quelques épices sans gluten. Je préfère toujours m'assurer d'avoir suffisamment. Sur place, je vis comme les habitants. Je fais mes courses au marché pour acheter les fruits, légumes, poissons et viandes et je cuisine comme à la maison. Dans chaque appartement de vacances, je relave tous les couverts et ustensiles dont j'ai besoin avant mon premier usage. De cette manière, mon régime est respecté et mon corps me remercie. Je souligne aussi que certaines compagnies aériennes proposent des plats sans gluten à bord. Cependant, il faut le mentionner lors de la réservation du billet. De plus, il m'arrive d'emporter quelques biscuits ou tartines à la confiture à bord. Autre astuce, pour ce qui est des vacances, je ne loue que des appartements ou apparts-hôtels bien situés à proximité des magasins et/ou marchés.

Voir la vie avec d'autres « lunettes »

Les autres bienfaits que j'ai découverts grâce à la maladie cœliaque, et oui, j'ai bien écrit « grâce », sont légion. Premièrement, elle m'a permis de porter de l'intérêt à une alimentation saine et « fait maison » et de renouer avec cet espace de vie primordial qu'est la cuisine. Deuxièmement, elle m'a permis de retrouver mon équilibre intérieur. Et, troisièmement, elle m'a permis de voir cette épreuve comme une opportunité d'évoluer, de grandir, de sortir de ma zone de confort et d'avancer dans ma vie. Elle n'a pas été un frein menant au fatalisme. Elle m'a permis de beaucoup relativiser. Il y a toujours un bien dans une épreuve. En adoptant cette attitude positive, je vis les autres épreuves avec plus de sérénité et de distance tout en essayant de garder mon propre équilibre dans la mesure du possible et d'apprécier encore plus les choses à leur juste valeur. De surcroît, les épreuves me poussent à mobiliser mes forces vitales pour encore mieux les exploiter à l'avenir !

Retrouver son propre équilibre et avancer

La vie nous sourit quand elle le veut et nous frappe tout autant. Comprenant que la vie est faite de changements constants, l'être humain doit persévérer dans la recherche de son propre équilibre pour mieux affronter les aléas de la vie tout en évitant de s'ankyloser. Cet état d'esprit me permet de vivre en harmonie avec moi-même et d'augmenter mes propres ressources afin de pouvoir subvenir à mes propres besoins et à ceux de mon entourage. C'est bien Daniel Desbiens qui a dit : *« L'équilibre de l'Homme dépend qu'il s'adapte continuellement aux changements imposés par le temps ».*[23]

Manger sainement pour une utilisation efficace

Par ailleurs, un autre bienfait dont je me suis rendu compte est le fait de pouvoir choisir mon alimentation. Selon moi, je traduis cela par le fait que je n'encombre pas mon corps

---

[23] www.dicocitations.lemonde.fr/citation/

d'aliments futiles, vides et non essentiels tant loués par notre société. C'est une image qui me revient souvent en regardant les fiches publicitaires de certaines enseignes de restauration rapide. Sur le moment, je me dis que la vie n'a pas voulu que mon corps se nourrisse de ces aliments, car elle lui préfère d'autres aliments plus sains, non transformés et moins encombrants et qui surtout seront utilisés de manière efficace ! Je me délaisse du surplus et je ne me contente que du nécessaire pour pouvoir fonctionner normalement et pleinement. À titre d'exemple, j'ai couru dix-huit éditions des 20 km de Bruxelles, à cela, j'ajoute six semi-marathons, et sans compter les cross et courses-relais ! Je remercie mon alimentation qui me fournit de l'énergie pour continuer à pratiquer mes activités sportives.

Ma créativité

Forte de mon expérience, je me suis mise à tester des plats sans gluten faits maison. Je veux dire par là que j'ai passé mes weekends à cuisiner pour tester. Chose que je continue à faire. Alors, il en allait des plats principaux, des sauces... jusqu'aux desserts. Mes débuts étaient un peu chaotiques, surtout au niveau des pâtisseries étant donné que la farine sans gluten est moins élastique. Vu que les biscuits sans gluten sont truffés de sucre, j'ai décidé de préparer mes propres en-cas. M'inspirant des recettes classiques pour gâteaux je les ai adaptées à ma façon. Ma famille ainsi que mes amis ont eu cette opportunité de découvrir et de savourer ma cuisine fait maison sans gluten et sans lactose. Selon eux, ils ne remarquent pas de différence au goût.

Depuis lors, je laisse ma créativité se développer. Cela me permet également de découvrir l'art de cuisiner ! Pour ce faire, j'applique les règles de base pour une alimentation saine (produits frais, locaux et variés) et surtout, je dose les proportions de sucre ou autre. Par ailleurs, j'ai toujours sur moi un petit carnet dans lequel je note mes plats de la semaine. Généralement, je note mes plats le vendredi. Ceci me permet de mieux m'organiser et structurer mes journées déjà bien chargées. Concrètement, sur la page de droite de mon carnet, je note les plats que je désire cuisiner pour la semaine et sur la page de gauche, je note tous les ingrédients dont j'ai besoin pour chaque plat.

En procédant de la sorte, j'agis sur deux niveaux. Le premier me permet de m'assurer de faire mes courses en une fois et de disposer de tout ce dont j'aurai besoin pour la semaine et d'éviter le gaspillage. Le second me permet de gagner du temps. Comme je l'ai déjà mentionné plus haut, l'organisation est une des conditions nécessaires pour une personne atteinte de la maladie cœliaque. Tenir ce carnet de bord me prouve que malgré ma pathologie, je ne dois pas m'empêcher de vivre normalement.

Cette stratégie, je l'applique non seulement dans le cadre de la sphère familiale, mais également sociale. J'ai dit « sociale » ? Effectivement, le côté social est un peu handicapant pour les malades cœliaques, mais cela m'a encouragée à trouver des alternatives. Pour passer un moment agréable avec ma famille et mes amis, je préfère les inviter à la maison et être totalement sûre d'éviter toute contamination croisée ! En effet, le risque zéro n'existe pas, même au restaurant. Donc, je préfère prendre mes précautions ! Au final, je pense que le plus important est de partager un moment agréable avec les personnes qu'on aime, n'est-ce pas ? Par ailleurs, ma famille ainsi que mes amis sont informés et sensibilisés à ce sujet ! Je propose toujours une balade dans la nature lorsqu'on me suggère une sortie qui ne me convient pas. Le but est de partager un bon moment. Toujours organisée, j'emporte des en-cas sains avec moi, des dattes, des petits biscuits faits maison, des fruits déshydratés, quelques fruits frais. Tout ce qui est nutritif et rassasiant.

Avec le temps, je découvre que la maladie cœliaque est une chance et une opportunité de prendre conscience de ma santé et de mon alimentation. Qui plus est, j'ai surtout appris à fixer mes priorités au quotidien et à me respecter. Cuisiner prend du temps certes, mais les bienfaits se vivent sur le long terme.

Cela fait 18 ans que mon amie « la maladie cœliaque » est entrée dans ma vie ; qu'elle me pousse à sortir de ma zone de confort et à développer ma créativité et, il va sans dire que ce sont mes papilles qui se délectent et mon corps qui me remercie ! Elle est devenue mon amie, car elle m'a ouvert les yeux sur ma santé, m'a fait avancer dans ma vie et m'a fait découvrir mes propres capacités dont j'ignorais l'existence !

Bien-être

La mondialisation que nous vivons concerne tous les domaines, y compris celui de l'industrie alimentaire. Tout se ressemble et se revisite à différentes sauces, sans compter que les proportions ainsi que les goûts diffèrent toujours pour mieux séduire nos papilles. Malheureusement, l'envers du décor n'est pas toujours aussi séduisant. Comme le décrit Joseph Eugène Stiglitz [24]dans son ouvrage La Grande Désillusion[25], *« Aujourd'hui, la mondialisation, ça ne marche pas. Ça ne marche pas pour les pauvres du monde. Ça ne marche pas pour l'environnement. Ça ne marche pas pour la stabilité de l'économie mondiale. »* Il explique bien que la mondialisation, qui touchera tous les domaines de la société, entraînera dans son sillage un fossé entre riches et pauvres. Alors comment témoigner qu'à l'heure actuelle en 2021, des pays industrialisés

---

[24] Joseph Eugène Stiglitz, économiste américain au prix Nobel de l'économie
[25] Joseph Eugène Stiglitz, « La Grande Désillusion », Éditions Fayard, 2002, sur www.livredepoche.com/livre/la-grande-desillusion-9782253155386, consultée le 20/12/2019

abondent de richesses produites par les pauvres qui, eux, à leur tour, n'ont pas accès à une alimentation de base correcte et ni à une vie décente, tout simplement. Seule une frange de la population mondiale vit dans l'excès à tous les niveaux, y compris celui de l'alimentation où tout est permis sans compter. Au sein de l'OMS (Organisation mondiale de la Santé), le Dr Francesco Branca[26], dans son article « *Mettre fin à la malnutrition sous toutes ses formes ? Une décennie pour agir* », explique que dans les deux cas, ces populations souffrent de malnutrition qui est un problème mondial. Malnutrition ne signifie pas nécessairement le fait de manger peu, mais il s'agit d'une mauvaise alimentation, car elle concerne également les personnes obèses vivant dans les pays riches[27].

---

[26] Directeur du Département de l'OMS Nutrition pour la santé et le développement de l'OMS « Mettre fin à la malnutrition sous toutes ses formes ? Une décennie pour agir, » sur www.who.int/mediacentre/commentaries/ending-malnutrition-opportunity/fr/, consultée le 20/12/2019

[27] Organisation mondiale de la Santé. "Mettre fin à la malnutrition sous toutes ses formes ? Une décennie pour agir ». *Centre des médias* sur www.who.int/mediacentre/commentaries/ending-malnutrition-opportunity/fr/, consultée le 20/12/2019

L'observation que je présente prouve bien que l'équilibre n'est pas au rendez-vous, mais ô combien vital ! J'ai fait cette parenthèse, car comme je l'ai dit plus haut, j'ai finalement de la chance d'être cœliaque, car dans mon cas, je trouve l'équilibre — confirmé par mes analyses médicales de toutes sortes — et cela est un cadeau inestimable.

Je veux également ajouter que cet équilibre à la fois physique et mental a un impact positif sur notre famille et sur nos enfants. Ces derniers adopteront les bonnes habitudes très jeunes. Ici encore, je pense que c'est un legs inestimable. Sans oublier également que la maladie cœliaque nous oblige à adopter une hygiène de vie remarquable à condition de suivre les instructions médicales à la lettre. Ma persévérance, ma discipline ainsi que mon organisation permettent à mon corps d'exploiter son potentiel à tous les niveaux. Prendre soin de soi doit se faire de manière holistique. Je m'explique, car on lit dans les magazines à certaines périodes de l'année qu'il est important de prendre soin de soi. Cependant, ces magazines ne traitent que d'une partie de la santé. Soit on maigrit du haut ou du bas soit on se lance dans la méditation ou autre ! Or, ces magazines ne mettent pas en exergue le point essentiel dont notre corps a vraiment besoin ; celui de l'équilibre permanent entre le corps et l'esprit pour obtenir une bonne santé et pour pouvoir traverser les orages de la vie. Ce qui est un combat quotidien, mais ô combien gratifiant !

CONCLUSION

J'arrive bientôt à la conclusion de mon récit. J'ai été ravie de partager avec vous mon expérience ainsi que mon quotidien de personne cœliaque. En écrivant ces lignes, mon but est de vous démontrer que même face à un chemin parsemé d'embûches, nous avons le choix, soit de nous résigner et de nous laisser aller, soit de mobiliser nos propres forces vitales pour voir le positif et avancer à condition de porter les bonnes lunettes et de suivre les instructions médicales à la lettre. C'est bien Platon[28] qui a dit :

« L'essentiel n'est pas de vivre, mais de bien vivre »[29]

---

[28] Platon (424-347 av. J.-C.) est un philosophe grec d'Athènes. Disciple de Socrate, il distingue deux réalités, le monde sensible, celui que nous voyons et le monde intelligible ou monde des Idées.

[29] Les philosophes.fr accélérateur de lecture. www.les-philosophes.fr/presentation-de-platon.html , consultée le 18/12/2019

Table des matières

« M LA SUITE », aide à l'autoédition et à l'écriture, a été créée sous l'impulsion d'Hervé Meillon homme de médias et auteur de plusieurs ouvrages, émissions de radio et de télévision et de Sophie Descamps enseignante, historienne et coach scolaire.

« En marchant sur les pas de notre mémoire notre vie personnelle devient une sorte de pèlerinage qui nous apporte une sérénité du présent. ***Aucune histoire n'est sans intérêt.*** *Chaque parcours peut faire l'objet de confidences à faire à ses proches.* ***Alors pourquoi pas le vôtre ?***

Vous pouvez aussi, racontez l'existence d'un être cher. Partager n'est pas une revanche, mais une aventure positive. Des biographies peuvent aussi être le fruit de votre imaginaire. Elles sont alors rêvées, romancées, fantaisistes... »

- ✓ Nous réalisons à la carte, en fonction de vos désirs.
- ✓ Nous nous positionnons comme des facilitateurs.
- ✓ Notre association sans but lucratif (ASBL) est un prestataire de service.
- ✓ Notre but étant de vous simplifier la procédure de l'autoédition en y apportant nos compétences.
- ✓ Nous ne prenons aucune part sur vos droits de vente. Une partie des frais de production est prise en charge par l'ASBL et la participation financière de l'auteur variera selon la formule choisie.

Allez jeter un œil sur les livres publiés en vous servant
du QR code ci-dessous.

www.mlasuiteeditions.com